BEI GRIN MACHT SICH IHR WISSEN BEZAHLT

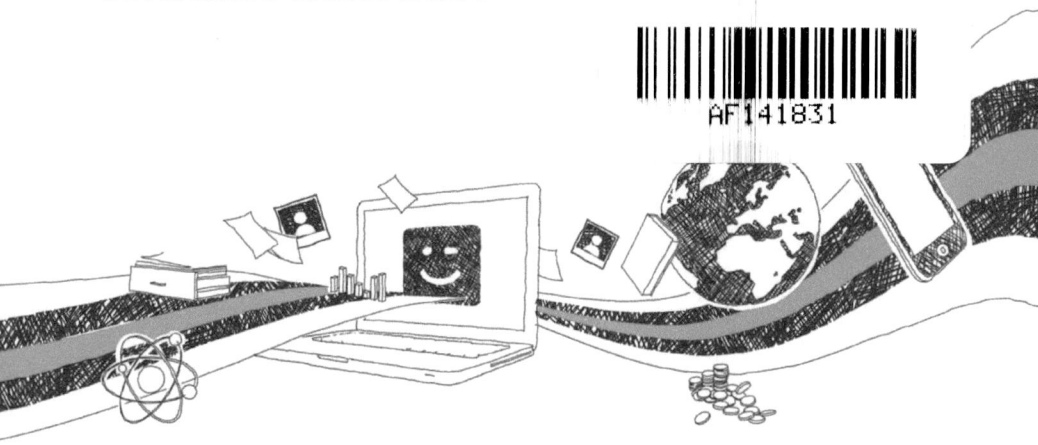

- Wir veröffentlichen Ihre Hausarbeit,
  Bachelor- und Masterarbeit

- Ihr eigenes eBook und Buch -
  weltweit in allen wichtigen Shops

- Verdienen Sie an jedem Verkauf

**Jetzt bei www.GRIN.com hochladen
und kostenlos publizieren**

GRIN

Bibliografische Information der Deutschen Nationalbibliothek:

Die Deutsche Bibliothek verzeichnet diese Publikation in der Deutschen National-
bibliografie; detaillierte bibliografische Daten sind im Internet über http://dnb.d-
nb.de/ abrufbar.

Impressum:

Copyright © 2012 GRIN Verlag, Open Publishing GmbH
Druck und Bindung: Books on Demand GmbH, Norderstedt Germany
ISBN: 978-3-656-25704-2

Dieses Buch bei GRIN:

http://www.grin.com/de/e-book/199108/typologische-aspekte-der-medizinischen-
versorgungszentren-unter-der-gesundheitsoekonomischen

Fabian Renger

Typologische Aspekte der Medizinischen Versorgungszentren unter der gesundheitsökonomischen Perspektive

GRIN Verlag

GRIN - Your knowledge has value

Der GRIN Verlag publiziert seit 1998 wissenschaftliche Arbeiten von Studenten, Hochschullehrern und anderen Akademikern als eBook und gedrucktes Buch. Die Verlagswebsite www.grin.com ist die ideale Plattform zur Veröffentlichung von Hausarbeiten, Abschlussarbeiten, wissenschaftlichen Aufsätzen, Dissertationen und Fachbüchern.

Besuchen Sie uns im Internet:

http://www.grin.com/

http://www.facebook.com/grincom

http://www.twitter.com/grin_com

Projektarbeit: Typologische Aspekte der Medizinischen Versorgungszentren unter der gesundheitsökonomischen Perspektive.

Fabian Renger, M.A.

Als Vorarbeit für die Dissertation an der St. Elisabeth-Universität Bratislava

[Titel der Dissertation: MVZs in Deutschland: Entwicklung einer Typologie unter Unternehmensführungsaspekten.]

Betreuender Dozent: doc. MUDr. Attila Czirfusz, CSc., m.prof.

26.06.2012

Projektarbeit:

Typologische Aspekte der Medizinischen Versorgungszentren unter der gesundheitsökonomischen Perspektive.

Fabian Renger

Prolog:

Die folgende Arbeit ist eine Vorarbeit für die Dissertation an der St. Elisabeth-Universität Bratislava; ihr Titel: „MVZs in Deutschland: Entwicklung einer Typologie unter Unternehmensführungsaspekten."

Zusammenfassung:

Die Erkenntnis, dass Gesundheit und Krankheit für jeden Menschen „Zustände von höchster Bedeutsamkeit"[1] beinhalten, prägt das gesellschaftliche Denken stärker denn je, da Gesundheit als wertvolles Gut und zugleich als wichtige Voraussetzung gilt, „um alle Annehmlichkeiten des Lebens genießen zu können"[2]. Medizinische Fragestellungen und Erkenntnisse sowie der medizinisch-technologische Fortschritt erreichen für die Gesellschaft und das Gesundheitssystem einen maximalen Stellenwert, weshalb diese durch verschiedenste Entwicklungen in den Mittelpunkt des öffentlichen Interesses rückt.

Im sechsten Kontradieff-Zyklus,[3] der 2010 seinen Höhepunkt erreicht hat, steht der gesellschaftliche Bedarf an Gesundheit im Mittelpunkt, welcher sich nicht auf physisches

---

[1] Bourmer, H., (1985), Das Selbstverständnis des Arztes zwischen sozialer Bindung und Freiberuflichkeit, S. 12, in: Buchholz, G., u.a. (Hrsg.), Der Arzt. Profil eines Freien Berufes im Spannungsfeld von Gesundheitspolitik, zit. nach: Distler, B., (2010), Die Einführung Medizinischer Versorgungszentren und ihre Auswirkungen auf den Arzt als Freiberufler, S. 1

[2] List, R., (1999), Das Honorarsystem der vertragsärztlichen Versorgung in der Gesetzlichen Krankenversicherung: eine sozialpolitische Untersuchung vor dem Hintergrund der Ausgestaltung sozialer Ordnungspolitik, S. 1; Definitionen von Gesundheit finden sich z.B. bei der WHO, die Gesundheit als einen „Zustand vollkommenen körperlichen, geistigen und sozialen Wohlbefindens und nicht allein als das Fehlen von Krankheit und Gebrechen" definiert (WHO, (1946), Constitution of the World Health Organization, S. 2). Der Medizinsoziologe *Parsons* definiert sie als „Zustand optimaler Leistungsfähigkeit eines Individuums für die wirksame Erfüllung der Rollen und Aufgaben, für die es sozialisiert (Sozialisation = Einordnungsprozess in die Gesellschaft, Normen- und Werteübernahme) worden ist"; Parsons, T., (1972), Das System moderner Gesellschaften, S. 71, Distler, B., (2010), S. 1

[3] Unter den Kontradieff-Zyklen werden Wirtschaftsschwankungen verstanden, denen richtungsweisende und revolutionäre Innovationen zugrunde liegen. Der vorletzte Zyklus etwa bis Anfang des Jahres 2000 zeichnete sich durch Innovationstechnik aus und gestaltete den technologischen, wirtschaftlichen und sozialen Wandel in allen entwickelten Nationen mit. Das Phänomen langer Wirtschaftszyklen wurde zwar nicht auf den russischen Wissenschaftler Kontradieff zurückgeführt, ist jedoch nach seiner Abhandlung über lange Konjunkturwellen benannt. Nach der Theorie der langen Wellen kennzeichnet die wirtschaftliche Entwicklung nicht nur kurze

Wohlbefinden beschränkt, sondern vor allem aus holistischer Sicht als soziale, physische, seelische oder ökologische Gesundheit betrachtet wird.[4]

Nach Nefiodow lebt das traditionelle Gesundheitswesen in erster Linie von dem fortwährenden Anstieg an Krankheiten und Kranken, da derzeit lediglich ca. 1 % der zur Verfügung stehenden Mittel in Gesundheitsfürsorge und Prävention investiert werden. Ein solches System führt zu der Entstehung neuer Ideen außerhalb dieses Gesundheitswesens, „nämlich dort, wo Spielraum ist und wo (…) neue Unternehmer, Manager und Wissenschaftler ihre Chance haben."[5] Das MVZ in Deutschland ist eine Konstruktion, die einen solchen Spielraum organisatorisch realisieren kann. Daher ist es sinnvoll, dieses MVZ, eingebettet in das deutsche Gesundheitssystem, näher zu betrachten.

Die Einführung Medizinischer Versorgungszentren (Kurzform: MVZs) durch den Gesetzgeber hatte verschiedene Zielsetzungen. Als grundlegend sind zu nennen:

1) die Verbesserung der medizinischen Qualität in der ambulanten Versorgungsstruktur

2) die Optimierung der integrierten Versorgung

3) mehr Flexibilität für Ärzte unter organisatorischen Gesichtspunkten

4) die Möglichkeit, Kapital aus der medizinischen Industrie für MVZs zu binden.

Wie auch die MVZs selbst und die dort tätigen Personen sind diese ursprünglichen Ziele ständigen Änderungen im Rahmen der aktuellen Gesetzgebung unterworfen.

Der Beitrag des MVZs zur Versorgungsstruktur ist neu. Das bedeutet, dass die Auswirkungen, also ihr Funktionieren in der Versorgungsstruktur, noch nicht abschließend bewertet werden können. Generalisierend betrachtet lässt sich das MVZ als eine spezielle Art von Arztpraxis erklären, wobei seine Komplexität durch die organisatorische Möglichkeit einer leichteren Vergrößerung einer MVZ-Einheit und die Einbindung juristischer Personen in die Eigentümerstruktur zunimmt.

Schwankungen, sondern vor allem in kapitalistischen Ländern lange Phasen von Aufschwung und Rezession; zit. nach: Distler, B., (2010), S. 1

[4] Vgl. Nefiodow, L. A., (2006), Der sechste Kontradieff. Wege zur Produktivität und Vollbeschäftigung im Zeitalter der Information, S. 64, zit. nach: Distler, B., (2010), S. 1

[5] Nefiodow, L. A., (2006), S. 55, zit. nach: Distler, B., (2010), S. 2

Inhaltsverzeichnis

1 Problembereich

MVZs sind fachübergreifende, von Ärzten geleitete Einrichtungen, die an der ambulanten Versorgung von Patienten teilnehmen. Ärzten ist es dort möglich, als Freiberufler oder als Angestellte zu arbeiten. Am häufigsten vertretene Arztgruppen sind Hausärzte, Internisten und Laborärzte.[6]

Das MVZ als neues Versorgungskonzept für das Gesundheitssystem in der Bundesrepublik Deutschland bedeutet eine grundlegende Zäsur für die ambulante Versorgung; diese ist so gravierend, dass sich auch mehr als acht Jahre nach der Neuregelung eine Vielzahl wirtschaftlicher, rechtlicher und steuerrechtlicher Fragen auftun, die es zu beantworten gilt.[7]

Durch die Entwicklung in der ambulanten Versorgung ist in eine lebendige, kaum zu steigernde Diskussion um den enormen Wandlungsprozess des Gesundheitswesens entfacht worden. MVZs, die seit 2004 durch das Gesetz zur Modernisierung der gesetzlichen Krankenversicherung (GMG) zur vertragsärztlichen Versorgung zugelassen sind, wirken hierbei als Ergebnis der herausragenden gesetzlichen Veränderungen an der medizinischen Leistungserbringung.[8]

Auslöser und Treiber dieser intensiven Entwicklung ist eine Vielzahl von Einflussfaktoren. Genannt werden beispielsweise[9] die Zunahme an zentralen Versorgungszentren (MVZs), wobei die Zahnheilkunde – zumindest teilweise – langsam aus dem System der gesetzlichen Krankenversicherungen (GKV) ausgegliedert wird. Der Beitragssatz der GKV wird sich erhöhen, um kostendeckend zu sein, und zwar auf ca. 25%; die privaten Krankenversicherer (PKV) werden die Vergütung weiter reduzieren. Bei der PKV und der GKV entwickelt sich der Trend zu Einzelverträgen mit den Leistungserbringern. Dadurch wird eine Zunahme des Verdrängungswettbewerbs hervorgerufen.[10]

1.1 Politische Regulierung und ihre Auswirkungen

Die Regulierung des deutschen Gesundheitswesens verfolgt neben den Effizienzzielen, die garantieren sollen, dass die Gesundheitsgüter den Nachfragern zu einer angemessenen Qualität und einem angemessenen Preis angeboten werden, auch Gerechtigkeitsziele. Der Marktmechanismus würde ohne staatliche Rahmensetzungen dazu führen, dass der Zugang zu

---

[6] Vgl. O.V., (2008), Ärzte Zeitung Nr. 15 vom 25.04.2008, S. 4
[7] Vgl. Sänger, M., (2011), das Krankenhaus, Heft 7/2011, S. 697
[8] Vgl. Distler, B., (2010), S. 4
[9] Vgl. Zöllner, C., (2007), Interne Corporate Governance – Entwicklung einer Typologie, S. 1
[10] Vgl. URL: http://wurzelspitze.wordpress.com, (Stand: 03.08.2011)

Gesundheitsdienstleistungen vom Einkommen und vom individuellen Krankheitsrisiko abhängt. Ein Marktergebnis, das kranken und finanziell schlecht gestellten Personen den Zugang zu Gesundheitsgütern versagt, wird als inakzeptabel aufgefasst und soll aus diesem Grund durch dirigistische staatliche Maßnahmen vermieden werden. Es ist unabdingbar, dass sich durch die hieraus resultierenden Regulierungen Effekte ergeben, die zur Folge haben, dass sich eine Reihe von zusätzlichen Determinanten entfalten.

Dessen ungeachtet soll das Gesundheitssystem durch diese zahlreichen Regulierungsmechanismen eine - gesamtwirtschaftlich betrachtet - bessere Funktionsfähigkeit gewinnen.[11]

1.2 Eigentümerstrukturen im MVZ

Bei den Betreibern bzw. Trägern eines MVZs muss es sich nach SGB V um zulässige Personen oder Körperschaften handeln. Dies sind die Eigentümer eines MVZs, sei es als Alleininhaber oder in einer gesellschaftsrechtlichen Verbindung als Gesellschafter einer GbR oder GmbH. Auch gemeinnützige Gesellschaftskonzepte, wie z.b. eine gGmbH, werden mittlerweile umgesetzt.

Von großer Wichtigkeit ist hierbei der vereinbarte Gesellschaftervertrag zur Regelung der internen Beziehungen, da sich das MVZ eher selten in Einzelbesitz befindet.[12]

Die kaufmännische Geschäftsführung, das Management eines MVZ, ist organisatorisch und wirtschaftlich verantwortlich. Diese Tätigkeit kann auch durch einen Praxismanager / eine Praxismanagerin ausgeführt werden. Meistens handelt es sich hierbei um eine medizinische Fachangestellte mit entsprechenden Zusatzqualifikationen. Das zu betreuende Aufgabenfeld besteht in der Leitung und Koordination der nicht-ärztlichen medizinischen Mitarbeiter und deren Tätigkeiten.[13]

1.3 Gesundheitspolitische Erwägungen

Die globale Zielsetzung des GKV-Versorgungsstrukturgesetzes (GKV-VSG), die Sicherung der medizinischen Versorgung unter den erschwerten Bedingungen des sich weiter

[11] Vgl. Sörensen, C., (2011), Kostenerstattung im ambulanten Gesundheitswesen – Ein informationsökonomische Betrachtung der Effekte und empirische Analyse, S. 42
[12] Vgl. Frielingsdorf, O., (Hrsg.), (2009), Professionelle Leitung eines MVZ – Komprimiertes Hintergrundwissen zu Management-Aufgaben im MVZ, S. 231, zit. nach: Renger, F., (2012c), Führungskonzepte in Medizinischen Versorgungszentren mit besonderer Betrachtung von Erlösfaktoren, S. 1
[13] Vgl. Frielingsdorf, O., (Hrsg.), (2009), S. 231, ebenda, zit. nach: Renger, F., (2012c), S. 1, ebenda

verschärfenden Ärzte- und Fachkräftemangels im Gesundheitswesen, ist uneingeschränkt zu begrüßen. Das vorgesehene Instrumentarium geht im Wesentlichen in die richtige Richtung, allerdings nicht immer konsequent genug. Eine ordnungspolitische Leitlinie ist im Hinblick auf die hohe Regelungsdichte des Vertragsarztrechts und insbesondere der vertragsärztlichen Planungs- und Zulassungsregularien nur begrenzt erkennbar und war wohl auch nicht zu erwarten. Die Schaffung des neuen spezialärztlichen Versorgungsbereichs mit einem eigenständigen, vom Vertragsarztrecht losgelösten wettbewerblichen Rahmen für niedergelassene Ärzte und Krankenhäuser kann als ordnungspolitischer Befreiungsschlag gewertet werden. Jedoch ist es so, dass über die Detailvorgaben zur konkreten Umsetzung auch wieder ordnungspolitische Kontrapunkte gesetzt werden.[14]

Die amtierende Regierungskoalition (CDU/CSU/FDP) ist in die Diskussion über die Neuordnung zwischen vertragsärztlichen und ambulant-stationären Leistungen bereits im Koalitionsvertrag mit Positionen gestartet, die für die Krankenhäuser nachteilig waren. Dies bleibt – leider - auch in dem nun vorliegenden Gesetzesentwurf erkennbar.

Besonders auffallend ist, dass sich das Versorgungsgesetz in weiten Teilen sehr intensiv der Verbesserung der Finanzierung ambulanter ärztlicher und zahnärztlicher Leistungen annimmt. Die einzige mit dem GMV-FinG[15] vorgesehene Zuwachsbegrenzung für die ambulanten Leistungen niedergelassener Ärzte wird sogar vorzeitig - ein Jahr früher - zurückgenommen.[16] Für die Zahnärzte wird schon jetzt gesetzlich ausdrücklich sichergestellt, dass nach Auslaufen der Zuwachsbegrenzung ab 2013 die Grundlohnrate nicht mehr als starre Obergrenze für die Vergütungen der Zahnärzte fungieren soll. Demgegenüber werden den Krankenhäusern durch das GKV-FinG dauerhafte Kürzungen aufgebürdet.[17]

Angesichts der hohen medizinischen Versorgungslasten und der massiven Kostenbelastungen der Kliniken können die für das Jahr 2012 vorgesehenen erneuten Kürzungen nicht aufrechterhalten werden. Zudem ist eine gesetzliche Absicherung der enormen Mehrkosten der von EHEC[18] belasteten Kliniken vonnöten. Die Finanzierung der Krankenhäuser muss im

---

[14] Vgl. Baum, G., (2011), Das GKV-Versorgungsstrukturgesetz (GKV-VSG), S. 661, in: das Krankenhaus, Heft 7/2011, S. 661-667
[15] Vgl. Gesetz zur nachhaltigen und sozial ausgewogenen Finanzierung der Gesetzlichen Krankenversicherung (GKV-Finanzierungsgesetz - GKV-FinG) /
G. v. 22.12.2010 BGBl. I S. 2309 (Nr. 68); Geltung ab 01.01.2011
[16] Vgl. Baum, G., (2011), S. 661
[17] Vgl. URL: http://www.hkgev.de/mitteilungsanzeige/items/599.html, (Stand: 12.09.2011)
[18] Enterohämorrhagische Escherichia coli (EHEC) sind bestimmte krankheitsauslösende Stämme des Darmbakteriums Escherichia coli (E. coli), benannt nach dem Entdecker des Erregers Theodor Escherich. Das Namenspräfix enterohämorrhagisch kommt aus dem Griechischen (entero von altgriechisch ἔντερον enteron – Darm und hämorrhagisch für Blutung). EHEC können beim Menschen blutige Durchfallerkrankungen

Versorgungsgesetz fair und sachgerecht geregelt werden. Dies hat der DKG-Präsident anlässlich der Vorstandssitzung am 22. Juni 2011 in Berlin noch einmal betont.[19]

2 Definition der MVZ-Typen

Es fällt bei der Gesamtbetrachtung der MVZs in Deutschland auf, dass es sich um organisatorisch unterschiedliche Konstruktionen handelt.

Daher ist es sinnvoll, für die MVZs in Deutschland eine Typologie zu entwickeln, um Gemeinsamkeiten und Unterschiede darzustellen.

Die Typologie knüpft an die Träger der MVZs in Deutschland an.

Drei verschiedene Grundtypen kristallisieren sich heraus:

> 1) Das Freiberufler-MVZ, das von einem oder mehreren niedergelassenen Ärzten gegründet wird
>
> 2) Das Krankenhaus-MVZ, welches von einem Krankenhaus gegründet wird
>
> 3) Das Konzern-MVZ, das von einer Kapitalgesellschaft gegründet wird.

Genauer betrachtet fällt auf, dass es auch Mischformen der oben genannten Typen gibt.

Abb. 1 stellt die Grundtypen und die Mischformen dar.

Abb. 1: Grundtypen von MVZs und Mischformen

MVZ-Grundtyp / Mischform	Gesellschafterstatus		
	Freiberufler-MVZ	Krankenhaus-MVZ	Konzern-MVZ
	Freiberufler-und-Krankenhaus-MVZ		Konzern-und-Freiberufler-MVZ

Quelle: Eigene Darstellung

2.1 Grundtyp Freiberufler-MVZ

Beim Freiberufler-MVZ formt ein niedergelassener Arzt oder mehrere niedergelassene Ärzte seine / ihre Praxen bzw. ihre Gemeinschaftspraxis zu einem MVZ um.

Sie schöpfen also die Möglichkeit, welche der Gesetzgeber zum 01.01.2004 geschaffen hat, aus.

(enterohämorrhagische Colitis) auslösen; vgl. URL:
http://de.wikipedia.org/wiki/Enteroh%C3%A4morrhagische_Escherichia_coli, (Stand: 22.02.2012)
[19] Vgl. Baum, G., (2011), S. 661-662

Dies kann unterschiedliche Gründe haben. Zum einen sind die Vorteile bei der Wahl der Rechtsform zu nennen. Im Gesetzestext steht, dass sich das Medizinische Versorgungszentrum aller Rechtsformen bedienen kann. Beim Freiberufler-MVZ wird jedoch von der Möglichkeit, das MVZ in Form einer juristischen Person (insbes. GmbH und AG) zu betreiben, eher selten Gebrauch gemacht. Es dominieren die GbR und die Partnerschaftsgesellschaft.

Das MVZ bietet für den Freiberufler die Möglichkeit, Synergien in Form von Kostenvorteilen zu heben und die Vorteile der fachübergreifenden Tätigkeit optimal zu nutzen. Durch die Möglichkeit, Kassenarztsitze zum MVZ zu „ziehen", sind die organisatorischen Möglichkeiten, die betreffenden Einheiten zu vergrößern, besser gegeben, als dies beispielsweise bei einer Gemeinschaftspraxis der Fall ist. Der Gesetzgeber hat mit der Organisationsform MVZ niedergelassenen Ärzten also neue organisatorische Möglichkeiten geschaffen.

2.2 Grundtyp Krankenhaus-MVZ

Für Krankenhäuser gibt es ebenfalls die Möglichkeit, sich in der Form eines MVZs zu organisieren. Dies beinhaltet für Krankenhäuser, im Bereich der ambulanten Versorgung tätig zu werden, was bisher im Wesentlichen nur niedergelassenen Ärzten vorbehalten war. Wenn sich ein Krankenhaus als MVZ organisiert, kann es Vertragsärzte der GKV anstellen und Praxen betreiben und somit eine Vollversorgung (ambulant / stationär) anstreben. Dies bedeutet natürlich Konkurrenz für die niedergelassenen Ärzte. Daher sollten Krankenhaus-MVZs sehr behutsam vorgehen und beispielweise die örtlich ansässigen niedergelassen Ärzte über das Vorhaben informieren, um eine weitere Zusammenarbeit möglich zu machen.

Natürlich muss ein solches MVZ erst von der zuständigen gesetzlichen KV zugelassen werden.

Durch die organisatorischen Möglichkeiten des MVZs werden für Krankenhäuser ebenfalls Synergien gehoben, und es wird einfacher, die Einheit, die das Krankenhaus in Form eines MVZs betreibt, zu vergrößern.

2.3 Grundtyp Konzern-MVZ

Durch die gesetzliche Möglichkeit, dass ein MVZ auch durch eine juristische Person betrieben werden kann, werden MVZs auch für Kapitalgesellschaften interessant. Diese können MVZs in Form einer GmbH oder AG führen. Unter dem Dach der Kapitalgesellschaft werden die MVZs betriebswirtschaftlich organisiert und mit angestellten Ärzten medizinisch umgesetzt.

Es entstehen Gesundheitskonzerne.

Ob dies vom Gesetzgeber gewollt war, ist nicht klar; die Möglichkeit dazu hat er jedenfalls geschaffen.

An den neuesten Entwicklungen in der Politik ist erkennbar, dass dem Einhalt geboten werden soll.

So sollen aktuell MVZs nur ärztlich geleitet werden. Damit soll vermieden werden, dass die medizinische Versorgung durch renditeorientierte Investoren gesteuert wird.

Durch die Zulässigkeit dieser Organisationsform ist es jedoch auch für Konzern-MVZs möglich, typische Synergien etwa im Sinne von „economies of scale"[20] zu heben.

2.4 Typologie des Freiberufler-MVZs

Es ist ein MVZ, das durch eine "Freiberufler"-Gesellschaft (BGB-Gesellschaft, Partnerschaftsgesellschaft) gegründet wird und das in der Lage ist, den Versorgungsauftrag sowohl durch die in dieser Gesellschaft zugelassenen Vertragsärztinnen/Vertragsärzte in Gemeinschaftspraxen als auch durch angestellte Ärztinnen/Ärzte zu erfüllen.[21]

Diejenigen Ärzte, die ein MVZ gründen möchten, müssen an der Gesundheitsversorgung im Rahmen der GKV teilnehmen, wie Krankenhäuser, Vertragsärzte, Vertragspsychotherapeuten, Apotheker, Physiotherapeuten, Sanitätshäuser, jedoch z. B. kein Arzneimittelhersteller. Durch die Beschränkung auf die im System der gesetzlichen Krankenversicherung tätigen Leistungserbringer soll eine primär an medizinischen Vorgaben orientierte Führung des Freiberufler-MVZs sichergestellt werden.[22]

Die Gründer fungieren hier als Gesellschafter und sind dazu aufgefordert, als ärztliche Unternehmer für das MVZ als betriebswirtschaftliches Unternehmen zu handeln.

---

[20] Vgl. URL: http://wirtschaftslexikon.gabler.de / [economies of scale], (Stand: 03.08.2011)
[21] Vgl. URL: http://www.bundesaerztekammer.de/page.asp?his=1.99.3465, (Stand: 18.09.2011)
[22] Vgl. URL: http://www.bundesaerztekammer.de/page.asp?his=1.99.3465, (Stand: 18.09.2011), ebenda

Voraussetzung für den Betrieb eines MVZs ist in allen Konstellationen, dass das MVZ ärztlich geleitet wird. Vereinzelt wird hieraus geschlossen, auch die Gesellschaftermehrheit müsse aus Ärzten bestehen, da nur so eine ärztliche Leitung ermöglicht wird.[23]

Freiberufler-MVZs unterliegen einem auf die Mitgesellschafter erweiterten Planungs- und damit Existenzrisiko, das durch Finanzierungsengpässe, Gesellschafterwechsel und Veränderungen in der Zielsetzung eines MVZs gegeben ist. In den Teilbereichen der Zusammenarbeit (z.b. Abrechnungsverhalten, Einhaltung von Budgetgrenzen, gemeinsame Haftungspflichten) müssen sich die Gesellschafter gänzlich auf Treu und Glauben verlassen können.[24]

Unerlässlich ist in diesem Zusammenhang folglich ein Gesellschaftervertrag, der die Einzelheiten der Kooperation bis ins Detail regelt. Selbstverständlich erfordert ein solcher Vorgang vor seiner Unterzeichnung die Hinzuziehung eines Fachanwaltes für Medizinrecht und auch eines Steuerberaters mit entsprechenden Fachkenntnissen.

Die „freiberufliche" Form eines MVZs entspricht wohl auch nicht dem Wunsch des Gesetzgebers. Obwohl ein solches MVZ durchaus über ein hohes Informationspotential verfügen kann und den Versicherten perspektivisch auch eine kostengünstigere und qualitativ bessere Versorgung anbieten kann und keinen negativen Einfluss auf die Zahl der Kassenarztsitze hat, scheint es von der Politik nicht gefördert zu werden.

Es darf also zumindest angenommen werden, dass künftige Gesundheitsreformen die gesetzlichen Vorgaben straffen und präzisieren werden, so dass die Entwicklung des Grundtyps Freiberufler-MVZ erschwert werden wird.[25]

2.5 Unternehmensführungsaspekte im MVZ

Es ist in einem MVZ von größter Wichtigkeit, die Mitarbeiter professionell zu führen. Personalkosten sind in der Regel der größte Kostenblock und bestimmen den wirtschaftlichen Erfolg.

Zudem können Fehler beim Umgang mit Arbeitsverhältnissen zu erheblichen Kosten führen. Die konsequente Nutzung arbeitsvertraglicher Gestaltungsmöglichkeiten kann diese Risiken verringern.

---

[23] Vgl. Köbler, S., (2011), Die Beteiligung Berufsfremder an Arztpraxen, Apotheken und anderen Heilberufsunternehmen, S. 263
[24] Dahm, F.-J., Möller, K.-H., Ratzel, R., (2005), Rechtshandbuch: Medizinische Versorgungszentren, S. 72
[25] Vgl. Hertel, J., (2005), Medizinische Versorgungszentren – eine Option für Psychotherapeuten?, in: Forum Psychotherapeutische Praxis, S. 6

Eine qualifizierte Geschäftsführung muss zudem mithilfe eines transparenten Controllings das wirtschaftliche Ergebnis des MVZs frühzeitig und zuverlässig voraussagen können und über detaillierte Kenntnisse der Erfolgs- und Misserfolgsfaktoren des MVZs verfügen. Der Aufgabenbereich ist also sehr stark differenziert und umfasst das gesamte strategische und operative Management.[26]

Dabei gliedern sich die Tätigkeiten in folgende Aufgaben:

- Gehaltsverhandlungen mit angestellten Ärzten und Helferinnen,
- Grundlegende Organisation der Abläufe (Terminsystem, Abrechnung usw.),
- Prognose der zu erwartenden KV-Honorare und Abgleich mit der KV-Zahlung,
- Inkenntnissetzung über gesetzliche Rahmenbedingungen, um Risiken und Chancen für das MVZ erkennen zu können,
- Abwehr von Regressen bspw. der KV / Aufdeckung von Fehlbescheiden und ggf. Einlegung von Widerspruch gegen Fehlbescheide,
- Analyse der Rentabilität der einzelnen MVZ-Abteilungen,
- Finden und Einbinden neuer Ärzte bei Ersatzbedarf,
- Ausrichtung der Strategie des MVZs und Kommunikation mit niedergelassenen Ärzten der Umgebung,
- Koordination des MVZs mit den Interessen und Abläufen einer ortsansässigen Klinik.

Die Betrachtung der Unternehmensführungsaspekte im MVZ erfordert eine Gliederung in einzelne Unternehmensbereichsaspekte, die im Folgenden für die Bereiche Abrechnung, Marketing, Personalmanagement und Wachstum vorgenommen wird.

3 Typologische Einführungsaspekte

3.1 Abrechnungsaspekte

Die Abrechnungsmodalitäten für den Grundtyp Freiberufler-MVZ hängen von der Konstruktion des MVZs ab:

- Für den Fall, dass die Behandler in einem MVZ mit persönlicher Zulassung arbeiten (MVZ als Kooperationsgemeinschaft), werden die eigenen Leistungen über die eigene Abrechnungsnummer abgerechnet. Hier würden sich also keine Unterschiede zur freiberuflichen Tätigkeit in der Einzelpraxis ergeben.

---

[26] Vgl. Frielingsdorf, O., (2010), Professionell und konsequent – Welche Qualifikation braucht ein MVZ-Manager?, in: KU Gesundheitsmanagement, S. 54

- Für den Fall, dass die Behandler ihre eigenen Zulassungen behalten, diese aber „ruhen" lassen, werden die eigenen Leistungen über die Abrechnungsnummer des MVZs abgerechnet. Ein Binnenvertrag sollte für diesen Fall zweifelsfrei die eigenen Leistungsbereiche und die daraus abgeleiteten Honoraransprüche auf die Gesamtvergütung regeln.

- Für den Fall, dass die Behandler eine Gemeinschaftspraxis oder Partnerschaftsgesellschaft gründen (müssen), um so ein MVZ betreiben zu können, werden die eigenen Leistungen ebenso über die Abrechnungsnummer des MVZs abgerechnet.

3.2 Fachlich-inhaltliche Aspekte

Unter fachlich-inhaltlichen Gesichtspunkten ist zu reflektieren, ob und wie sich die Tätigkeitsschwerpunkte durch Zuweisung von außerhalb und von innerhalb des MVZs verändern. Entscheidend in diesem Zusammenhang dürften der Versorgungsauftrag von MVZs, mit dem es an die Öffentlichkeit tritt, sowie die Fachgruppenbesetzung innerhalb des MVZs sein.[27] Selbstredend übernimmt der Arzt mit dem Eintritt in das MVZ oder durch eigene Gründung die Verpflichtung, seine Klientel optimal zu behandeln. Dieser Aspekt gilt auch für den Grundtyp Krankenhaus-MVZ.

Auch qualitätssichernde Maßnahmen, wie zum Beispiel regelmäßige Patientenbesprechungen, Konferenzen oder Qualitätszirkel, bedeuten einen erhöhten Zeitbedarf. Besteht das MVZ bereits seit Längerem, mag dieser Zeitbedarf kalkulierbar sein; befindet es sich in der Aufbauphase, entscheiden Gesellschaftermehrheiten über diese die eigentliche Behandlungstätigkeit flankierenden Erfordernisse, die jeder Einzelne zu erfüllen hat.[28]

3.3 Wirtschaftlich-finanzielle Aspekte

Die Lohnnebenkosten, wie z.B. Sozialleistungen - die in Vertragsgesprächen abgestimmt werden - bestehend aus der Lohnfortzahlung im Urlaubs- und Krankheitsfall, aus den Sondervergütungen wie Urlaubsgeld oder dem 13. Monatsgehalt, aus den Arbeitgeberanteilen zu den Sozialleistungen, soweit es sich nicht um freiwillige Leistungen des Arbeitgebers

---

[27] Vgl. Weidinger, P., (2006), Aus der Praxis der Haftpflichtversicherung für Ärzte und Krankenhäuser – Statistik, neue Risiken und Qualitätsmanagemnt, in: MedR Medizinrecht, S. 573
[28] Vgl. Hertel, J., (2005), Medizinische Versorgungszentren – eine Option für Psychotherapeuten?, S. 7

handelt; werden im Freiberufler-MVZ vom Arbeitgeber (Gesellschafter des MVZ) im Rahmen der gesetzlichen Bestimmungen getragen.

Im Falle einer Kündigung durch den Arbeitgeber oder einer möglichen Liquidation des MVZs gelten arbeitsvertragliche und allgemeine gesetzliche Bestimmungen (z.B. Lohnfortzahlung, Abfindungen, gesetzlicher Krankenversicherungsschutz usw.).

Beim Grundtyp Freiberufler-MVZ dürften sich in diesen Punkten keine nachteiligen Veränderungen im Vergleich mit der Tätigkeit in einer Einzelpraxis ergeben, sofern der Gesellschaftervertrag präzise abgefasst ist.

Finanzielle Haftungsrisiken (z.B. Budgetüberschreitungen) gehen auf den Arbeitgeber (MVZ-Gesellschafter) über, soweit sie nicht durch grob fahrlässiges oder arbeitsrechtswidriges Handeln des Einzelnen selbst verursacht sind. Beim Grundtyp Freiberufler-MVZ müssen diese vorhergesehen, abgeschätzt und auf jeden Fall binnenvertraglich geregelt werden. Wichtig sind auch Überlegungen zur Kostenminimierung. Bei einer Verweigerung der Kooperation mit dem Freiberufler-MVZ durch andere externe Leistungserbringer (Boykott eines MVZs) können wenig finanzielle Rücklagen vorhanden sein, um eine längere „Durststrecke"[29] zu überwinden. Aus diesem Grund ist es möglich, dass ein MVZ in finanzielle Schwierigkeiten kommt. Daher ist es eminent wichtig für den Grundtyp Freiberufler-MVZ, das Klima im kollegialen Umfeld positiv aufrecht zu erhalten, und als MVZ ein faires Auftreten am Markt zu zeigen.[30]

3.4 Marketingaspekte des MVZ

Ausgangspunkt aller unternehmerischen Aktivitäten müssen die Wünsche und Bedürfnisse der Kunden - also der Patienten - sein. Es ist die Aufgabe des Marketings, eine aus der subjektiven Sicht des Kunden im Vergleich mit der Konkurrenz überlegene Leistung zur Bedürfnisbefriedigung nach dem ökonomischen Prinzip anzubieten [in den Augen der Kunden besser als die Konkurrenz].[31]

Marketing wird zum Management von komparativen Konkurrenzvorteilen (Kurzform: KKVs).[32] Es kann sich bei einem KKV um einen Kostenvorteil oder einen Nutzenvorteil gegenüber der Konkurrenz handeln, den das Unternehmen seinen Kunden bietet.[33] Überträgt

---

[29] Hertel, J., (2005), S. 4
[30] Vgl. Hertel, J., (2005), S. 4, ebenda
[31] Vgl. Hertel, J., (2005), S. 4
[32] Backhaus, K., Voeth, M., (2007), Industriegütermarketing, S. 24
[33] Vgl. Greiner, W., Schulenburg, J.-M. von der, Vauth, C., (2008), Gesundheitsbetriebslehre, S. 181

man das Konzept des KKV in das Gesundheitswesen, müssen die Größen des Konstrukts im Kontext des Gesundheitswesens operationalisiert werden.[34]

Als Ansatzpunkt für den Nutzen des Patienten kann die Lebensqualität herangezogen werden, die in vier (sich wechselseitig beeinflussenden)[35] Dimensionen unterteilt wird:

- Körperliche Verfassung
- Psychisches Befinden
- Soziale Beziehungen
- Funktionale Kompetenzen

Was der Einzelne unter Lebensqualität versteht, hängt allein von subjektiven Präferenzen ab. Gesundheitsleistungen, die – bezogen auf einen momentanen Status – die Lebensqualität (besser) steigern, aufrechterhalten oder wiederherstellen, besitzen einen höheren Nutzen als solche Gesundheitsgüter, die dies in der subjektiven Empfindung des Patienten / (Kunden) nicht oder nur schlechter können.[36]

Das Marketing eines MVZs zielt vor allem auf eine „bedarfsgerechte ambulante Versorgung und die dadurch intendierte Gewinnung neuer und Erhaltung bisheriger Patienten / (Kunden)."[37] Eng hiermit verbunden ist auch die Befriedigung von anderen Stakeholdern (z.B. Zuweiser, Krankenkassen oder die Öffentlichkeit).

Da die Leistungen, die das MVZ vollbringt, am Patienten vorgenommen werden, ist die Entwicklung bzw. Aufrechterhaltung von Zufriedenheit und die Bindung der aktuellen sowie potentiellen Patienten und ihrer Angehörigen besonders wichtig.[38]

Weiterhin bilden die kooperierenden bzw. überweisenden Ärzte oder Krankenhäuser eine wichtige externe Zielgruppe des MVZs: Zum einen sind sie diejenigen, die ihre Patienten an ein MVZ überweisen und somit für die Auslastung der Geräte und der Mitarbeiter sorgen. Zum zweiten sind die Überweiser auch Konkurrenten, z.B. wenn nicht klar ist, ob es bei einem speziellen Patienten um eine ambulante oder um eine stationäre Behandlung geht. Diese Konkurrenzbeziehung kann aber mittels einer gut funktionierenden Kommunikation zwischen dem MVZ und den niedergelassenen Ärzten bzw. den ortsansässigen

[34] Vgl. Greiner, W., Schulenburg, J.-M. von der, Vauth, C., (2008), S. 181, ebenda
[35] Elfes, K., (2001), Praxis des Klinik-Marketing, S.34, zit. nach: Greiner, W., Schulenburg, J.-M. von der, Vauth, C., (2008), S. 182
[36] Vgl. Greiner, W., Schulenburg, J.-M. von der, Vauth, C., (2008), S. 182, ebenda
[37] Schmutte, B., (2001), Marketing und umfassendes Qualitätsmanagement, S. 492 ff, zit. nach: Hodek, J.-M-, (2009), Entwicklungstrends auf dem Markt für Gesundheitsgüter, S. 256
[38] Vgl. Schmutte, B., (2001), S. 492 ff, ebenda, zit. nach: Hodek, J.-M-, (2009), S. 256, ebenda

Krankenhäusern dirigiert werden, indem beide Seiten im Interesse des Patienten und darüber hinaus auch zum eigenen finanziellen Nutzen zusammenarbeiten.[39]

3.5 Aspekte des Personalmanagements im MVZ

Durch die systematische gedankliche Vorwegnahme von Personalentscheidungen, Personalmanagementzielen und -maßnahmen wird ein in die Zukunft gerichtetes wirtschaftliches Handeln und unternehmerisches Tun gewährleistet. Orientiert an der unternehmerischen Vision, an der (Qualitäts-) Politik und der strategischen Ausrichtung des MVZs spiegeln sich Personalplanung und -steuerung u.a. in der operativen personalbezogenen Bedarfsplanung, in der Rekrutierungs-, Einsatz-, Entgelt- und Entwicklungsplanung wider. Als zentrales Subsystem und gleichgewichtiger integraler Bestandteil der Unternehmensplanung[40] führt sie mit ihrer geordneten Gesamtheit von Elementen und deren Beziehungen zueinander zu einem übergeordneten Gesamtplanungssystem des MVZs hin. Folgende Elemente sind der Personalplanung zuzuordnen:

- Bedarfsplanung
- Rekrutierungsplanung
- Einsatzplanung
- Freisetzungsplanung
- Entwicklungsplanung
- Entgeltplanung
- Kostenplanung

Unter Beachtung der wechselseitigen Abhängigkeiten mit anderen Planungserfordernissen in der Gesamtplanung des MVZs (Ziel-, Verwaltungs-, Leistungs-, Beschaffungs-, Investitions-, Absatz-, Risiko- und Gesamtfinanzplanung) soll angestrebt werden, dem MVZ als Unternehmen die aktuell und zukünftig benötigten Mitarbeiter in Anzahl und Qualifikation zur Verfügung zu stellen.[41]

---

[39] Vgl. Hermanns, A., (2000), Variantenmanagement, S. 132 ff.
[40] Vgl. Berthels, J., Becker, F., (2003), Personalmanagement-Grundzüge für Konzeptionen betrieblicher Personalarbeit, S. 17, zit. nach: Greiner, W., Schulenburg, J.-M. von der, Vauth, C., S. 218-219
[41] Vgl. Greiner, W., Schulenburg, J.-M. von der, Vauth, C., (2008), S. 219

Eine gute Führung der Mitarbeiter des MVZs zeichnet sich unter anderem durch komplexe Führungsstile aus. Es gibt differierende Führungsmodelle, an denen man die Art und Weise erkennen kann, wie der Arzt seine Mitarbeiter führt und anleitet.

Damit die Führung auch Wirkung zeigt, braucht das MVZ bestimmte Führungsinstrumente. Die Mitarbeiterbeurteilung zum Beispiel kann dem MVZ innerbetrieblich im Rahmen des Qualitätsmanagements dienen.

Das Lernen im Team und die Gruppenarbeit verbessern den Zusammenhalt unter den Mitarbeitern und geben dem MVZ die Möglichkeit, sich Zielvorgaben zu setzen. Diese Vorgaben sind äußerst wichtig. Präsentationsmedien sind in diesem Zusammenhang sehr bedeutend, da sie das visuelle Lernen und das Verstehen unterstützen. Auch verschiedene Arten der Gesprächsführung sind bei der Mitarbeiterführung von großer Wichtigkeit. Ein gutes Konfliktmanagement hilft, interne Probleme zu lösen und zu schlichten. Ein angenehmes Arbeitsklima trägt zur Zufriedenheit der Mitarbeiter und Patienten bei und hebt dadurch auch die Arbeitsbereitschaft. Effizientes Zeitmanagement ist von zentraler Bedeutung und kann dem MVZ bares Geld sparen.[42]

3.6 Wachstumsaspekte für das MVZ

Ein Wachstum werden auch diejenigen MVZ-Typen verzeichnen, die von sonstigen Leistungserbringern der GKV geführt werden, denn die Synergieeffekte aus diesen Kooperationsformen sind klar erkennbar.

Ärztlich geführte MVZs werden nur in der besonderen Form der Zweig-MVZs bzw. als MVZ-Kette ein weiteres deutliches Wachstum verzeichnen, wogegen ausschließlich ärztlich geführte Einzel-MVZs möglicherweise geringere Effekte erzielen.[43]

Durch die Entwicklungen im medizinischen Bereich wurde in den letzten Jahren deutlich erkennbar, dass das MVZ in Deutschland durchaus einen gewissen Stellenwert erreicht hat. Weiter sieht man, dass es in Bezug auf die Kategorien Eigentümerstruktur, Gesellschaftsform, Mitarbeiterzahl u.a. viele unterschiedliche MVZs gibt und sich verschiedene „MVZ-Typen" herauskristallisiert haben.

---

[42] Vgl. URL: http://www.personal-wissen.de/fuhrungsmodelle/, (Stand: 04.08.2011)
[43] Vgl. Blümm, B., (2009), Chancen des Medizinischen Versorgungszentrums im Deutschen Gesundheitswesen, S. 107

3.7 Problemlösungsaspekte im Zusammenhang mit Medizinsoziologie und Public Health

Grundlagen, Methoden, Inhalte und Aufgaben der Gesundheitswissenschaften können aus der Perspektive von zwei Fächern dargestellt werden: aus der Perspektive von „Public Health" – die ihrerseits derzeit allerdings ebenfalls faktisch Oberbegriff für verschiedene auf Gesundheit und Krankheit fokussierende Objektwissenschaften ist - und aus der Sichtweise der Gesundheitspsychologie.[44]

Das Fach Medizinische Soziologie hat den Zusammenhang zwischen der „Soziologie" als Wissenschaft von der Gesellschaft und der „Medizin" in Theorie und Praxis zum Gegenstand. Die Vermittlung der soziologischen Analyse gesellschaftlicher Bedingungen und ihrer Bedeutung für die Medizin bzw. das Gesundheitssystem dient hier als Ziel. Von besonderem medizin-soziologischen Interesse sind hierbei die Entstehung von Krankheiten und ihre Verteilung auf gesellschaftliche Gruppen sowie das Verhalten bei Krankheit und die Nutzung von präventiven Maßnahmen in Abhängigkeit von der gesellschaftlichen Lage. Auch die Gestaltung der Arzt-Patient-Beziehung wird in hohem Maße durch Prozesse der Sozialisation und der gesellschaftlichen Definition der Arzt- und der Patienten-Rolle bestimmt. Die Soziologie bietet darüber hinaus bedeutsame Erklärungszusammenhänge und Instrumente für die Analyse der Institutionen des Gesundheitswesens, insbesondere des Krankenhauses, und der aktuellen Veränderungen im Gesundheitssystem.

In der Medizinischen Soziologie stehen folgende Themen im Mittelpunkt:

- Gesellschaftliche Strukturen, soziale Schichtung, Lebensstile und Krankheit,
- Gesundheitsverhalten und Krankheitsverhalten aus soziologischer Sicht,
- Kommunikation und Interaktion als Grundlage sozialer Beziehungen und der Arzt-Patient-Beziehung,
- Situation des Patienten und Rolle des Arztes bei ambulanter und bei stationärer Behandlung,
- Soziologie des Krankenhaus: Historische Entwicklung, Struktur, Ökonomie und interprofessionelle Kooperation,
- Struktur des Gesundheitssystems in Deutschland und aktuelle Probleme.[45]

---

[44] Vgl. Jacob, R., (1999), Buchbesprechung, in: Zeitschrift für Gesundheitspsychologie, S. 46-48, zit. nach: Weitkunat, R., Haisch, J., Kessler, M., (Hrsg.), (1997), S.5-6, Public Health und Gesundheitspsychologie – Konzepte, Methoden, Prävention, Versorgung, Politik
[45] Vgl. URL: http://www.unimedizin-mainz.de/medizinische-psychologie/das-fach/medizinische-soziologie.html, (Stand: 03.12.2011)

Um die Auswirkungen der Versorgungsform MVZ auf das Gesundheitssystem in Deutschland beurteilen zu können und mögliche Effekte, wie beispielsweise Kostenreduktion und Effizienz im Gesundheitssystem, zu erkennen, war es wichtig, die Strukturen des MVZs genau zu explizieren.

3.8 Resümee

Die Entwicklung der MVZs in Deutschland seit ihrer Zulassung durch den Gesetzgeber zum 01.01.2004 ist im Fokus wissenschaftlicher medizinischer, betriebswirtschaftlicher und – beide Fachbereiche integrierend - medizinökonomischer Forschung.[46] Es sind in der Literatur Ansätze zur Entwicklung von Typen und somit einer MVZ-Typologie erkennbar. Gleichwohl ist eine detaillierte Analyse zur Situation der MVZs in Deutschland noch nicht ausgearbeitet worden.[47]

Der Erkenntnisbeitrag der Dissertation wird in der Fundierung typologischer Merkmale der MVZs, also in der Entwicklung einer MVZ-Typologie gezeigt werden. Diese Typologie soll einen theoretischen Beitrag in Form eines Fundaments für weitere Forschung aufzeigen.[48]

Ebenso von Relevanz ist der praktische Beitrag in Form von Handlungsempfehlungen für ärztliche Unternehmer in MVZs und für Spezialisten, die beruflich mit gesundheitsökonomischen Fragen befasst sind.

Die bei der Typologiebildung zu erkennenden Muster werden nicht streng deterministisch verstanden. Sie werden zum einen durch unterschiedliche Situationen, insbesondere externer Umwelten, beeinflusst. Zum anderen erfolgt die Typologiebildung aufgrund eigener Erfahrung, interner Umwelten und häufig unbewusst. Die gebildeten MVZ-Typen können genutzt werden, um – je nach Situation – ein geeignetes Unternehmensführungsverhalten zu generieren.[49]

---

[46] Vgl. Frielingsdorf, O., (Hrsg.), (2009), S. 11, Distler, (2010), S. 4, Renger, (2009), Aspekte der Personalauswahl in Medizinischen Versorgungszentren unter besonderer Berücksichtigung des Interventionsmodells von Kieser, S. 2, Renger, F., (2011), Typologische Aspekte der Medizinischen Versorgungszentren unter der Perspektive ihres Beitrags zur Sicherstellung einer adäquaten Versorgungsstruktur, S. 1, Renger, F., (2012a), Typisierung des Medizinischen Versorgungszentrums von Freiberuflern als Beitrag zur Unternehmensführung, S. 1; Renger, F., (2012b), Unternehmensführungsgesichtspunkte des Medizinischen Versorgungszentrums, insbesondere der Beschaffung, Finanzierung / Investition und des Qualitätsmanagements, S. 1; Renger, (2012c), S. 1, u.a.

[47] Vgl. OECD-Studie: Länder kämpfen mit steigenden Gesundheitsausgaben, (2003) , URL: http://www.oecd.org/document/6/0,3343,en_2649_34631_16662342_1_1_1_1,00.html, (Stand: 04.02.2012), http://www.boeckler.de/pdf/p_arbp_154.pdf, (Stand: 04.02.2012)

[48] Vgl. Kluge, S., (2000), Empirisch begründete Typenbildung in der qualitativen Sozialforschung, S. 1-11

[49] Vgl. Zöllner, C., (2007), Corporate Governance – Entwicklung einer Typologie, S. 282-283

I Literaturverzeichnis

Eigene wissenschaftliche Beiträge

Renger, F., (2009), Aspekte der Personalauswahl in Medizinischen Versorgungszentren unter besonderer Berücksichtigung des Interventionsmodells von Kieser, (Master-Thesis Hochschule Aalen 2009), S. 1-102

Renger, F., (2011), Typologische Aspekte der Medizinischen Versorgungszentren unter der Perspektive ihres Beitrags zur Sicherstellung einer adäquaten Versorgungsstruktur, S. 1-10, Grin Verlag / Online-Publikation, URL: http://www.grin.com/de/e-book/183583/typologische-aspekte-der-medizinischen-versorgungszentren-unter-der-perspektive, (Stand: 22.06.2012), ISBN (eBook): 978-3-656-08025-1

Renger, F., (2012a), Typisierung des Medizinischen Versorgungszentrums von Freiberuflern als Beitrag zur Unternehmensführung, S. 1-9, Grin Verlag / Online-Publikation, URL: http://www.grin.com/de/e-book/188552/typisierung-des-medizinischen-versorgungszentrums-von-freiberuflern-als, (Stand: 22.06.2012), ISBN (Buch): 978-3-656-12258-6

Renger, F., (2012b), Unternehmensführungsgesichtspunkte des Medizinischen Versorgungszentrums, insbesondere der Beschaffung, Finanzierung / Investition und des Qualitätsmanagements, S. 1-10, Grin Verlag / Online-Publikation, URL: http://www.grin.com/de/e-book/189282/unternehmensfuehrungsgesichtspunkte-des-medizinischen-versorgungszentrums, (Stand: 22.06.2012), ISBN (Buch): 978-3-656-13461-9

Renger, F., (2012c), Führungskonzepte in Medizinischen Versorgungszentren mit besonderer Betrachtung von Erlösfaktoren, S. 1-10, Grin Verlag / Online-Publikation, URL: http://www.grin.com/de/e-book/189665/fuehrungskonzepte-in-medizinischen-versorgungszentren-mit-besonderer-betrachtung, (Stand: 22.06.2012), ISBN (eBook): 978-3-656-14034-4

Zeitschriftenaufsätze

Baum, G., (2011), Das GKV-Versorgungsstrukturgesetz (GKV-VSG), in: das Krankenhaus, Heft 7/2011, S. 661-667

Frielingsdorf, O., (2010), Professionell und konsequent – Welche Qualifikation braucht ein MVZ-Manager?, in: KU Gesundheitsmanagement, 03/2010, S. 54

Gibis, B., Köhler, A., (2011), Ambulante Chirurgie in Medizinischen Versorgungszentren – Trends und Entwicklungen, S. 9, in: Zentralblatt Chirurgie, 04/2011, URL: http://www.ncbi.nlm.nih.gov/pubmed/21294082, Stand: 04.01.2012)

Hertel, J., (2005), Medizinische Versorgungszentren – eine Option für Psychotherapeuten?, S. 4, in: Forum Psychotherapeutische Praxis, Hogrefe-Verlag, Göttingen

O.V., (2008), Ärzte Zeitung Nr. 15 vom 25.04.2008, S. 4

Sänger, I., (2011), das Krankenhaus Heft 7/2011, S. 697

Weidinger, P., (2006), Aus der Praxis der Haftpflichtversicherung für Ärzte und Krankenhäuser – Statistik, neue Risiken und Qualitätsmanagement, S. 573, in: MedR Medizinrecht, Nr. 10 / 2006

Monografien: Ein Verfasser

Frielingsdorf, O., (Hrsg.), (2009), Professionelle Leitung eines MVZ – Komprimiertes Hintergrundwissen zu Management-Aufgaben im MVZ, S. 231, Heidelberg München, ecomed MEDIZIN, Verlagsgruppe Hüthig Jehle Rehm

Hermanns, A., (2000), Variantenmanagement, S. 132 ff, Kohlhammer, Stuttgart

Hodek, J.-M-, (2009), Entwicklungstrends auf dem Markt für Gesundheitsgüter, S. 256, Springer Verlag, Berlin Heidelberg New York

Nefiodow, L. A., (2006), Der sechste Kontradieff / Wege zur Produktivität und Vollbeschäftigung im Zeitalter der Information, S.85-86, Sankt Augustin, 6., aktualisierte Auflage, Rhein-Sieg Verlag

Parsons, T., (1972), Das System moderner Gesellschaften, S. 117, München, 2. Auflage, Juventa-Verlag

Sörensen, C., (2011), Kostenerstattung im ambulanten Gesundheitswesen – Ein informationsökonomische Betrachtung der Effekte und empirische Analyse, S. 42, Hamburg, Verlag Dr. Kovac

__Monografien: Mehrere Verfasser__

Backhaus, K., Voeth, M., (2007), Industriegütermarketing, S. 24, München, Vahlen Verlag

Berthel, J., Becker, F., G., (2003), Personal-Management, Grundzüge für Konzeptionen betrieblicher Personalarbeit, S. 17, Stuttgart, Schäffer-Poeschel

Dahm, F.-J., Möller, K.-H., Ratzel, R., (2005), Rechtshandbuch: Medizinische Versorgungszentren, S. 72, Springer Verlag, Berlin Heidelberg New York

Greiner, W., Schulenburg, J.-M. von der, Vauth, C., (2008), Gesundheitsbetriebslehre, S. 181, München, Vahlen Verlag

__Sammelwerke__

Bourmer, H., (1985), Das Selbstverständnis des Arztes zwischen sozialer Bindung und Freiberuflichkeit, S. 12, in: Buchholz, G., u.a. (Hrsg.), Der Arzt. Profil eines Freien Berufes im Spannungsfeld von Gesundheitspolitik, Wissenschaft und Publizistik, Festschrift, Deutscher Ärzte-Verlag, Köln

Elfes, K., (2001), Praxis des Klinik-Marketing, S.34, in: Kreyher, V., J., (Hrsg.), (2001), Handbuch Gesundheits- und Medizinmarketing, S. 389, R. v. Decker´s Verlag, Heidelberg

Schmutte, B, (2001), Marketing und umfassendes Qualitätsmanagement, S. 492ff, in: Kreyher, V., J., (Hrsg.): Handbuch Gesundheits- und Medizinmarketing, R. v. Decker´s Verlag, Heidelberg, S. 485-486

Weitkunat, R., Haisch, J., Kessler, M., (Hrsg.), (1997), Public Health und Gesundheitspsychologie – Konzepte, Methoden, Prävention, Versorgung, Politik, S. 24, Bern, Huber Verlag

Dissertationen

Blümm, B., (2009), Chancen des Medizinischen Versorgungszentrums im Deutschen Gesundheitswesen, S. 107, Diss. St.Elisabeth-Universität Bratislava 2009), Grin Verlag / Online-Publikation, URL: http://www.diplom.de/Chancen-Medizinischen-Versorgungszentrums-Deutschen-Gesundheitswesen/15361.html, (Stand: 04.01.2012), ISBN (eBook): 978-3-8428-0361-9

Distler, B., (2010), Die Einführung Medizinischer Versorgungszentren und ihre Auswirkungen auf den Arzt als Freiberufler, S. 1, (Diss. Uni Erlangen-Nürnberg), Schriftenreihe Gesundheitsmanagement und Medizinökonomie, Band 11, Verlag Dr. Kovac, Hamburg

Köbler, S., (2011), Die Beteiligung Berufsfremder an Arztpraxen, Apotheken und anderen Heilberufsunternehmen, S. 263, (Diss. Freie Universität Berlin), Verlag Duncker & Humblot, Berlin

List, R., (1999), Das Honorarsystem der vertragsärztlichen Versorgung in der Gesetzlichen Krankenversicherung: eine sozialpolitische Untersuchung vor dem Hintergrund der Ausgestaltung sozialer Ordnungspolitik, S. 141, (Diss. Universität Erlangen / Nürnberg), Verlag Dr. Kovac, Hamburg

Zöllner, C., (2007), Interne Corporate Governance – Entwicklung einer Typologie, S. 1, (Diss. Uni Hamburg 2007), Wiesbaden, Gabler Edition Wissenschaft, Deutscher Universitäts-Verlag

Buchbesprechungen

Jacob, R., (1999), Buchbesprechung, in: Zeitschrift für Gesundheitspsychologie, Januar 1999, S. 46-48, Hogrefe-Verlag, Göttingen

Gesetzestexte

Gesetz zur nachhaltigen und sozial ausgewogenen Finanzierung der Gesetzlichen Krankenversicherung (GKV-Finanzierungsgesetz - GKV-FinG)

G. v. 22.12.2010 BGBl. I S. 2309 (Nr. 68); Geltung ab 01.01.2011

Internetquellen

Bundesärztekammer, URL: http://www.bundesaerztekammer.de/page.asp?his=1.99.3465, (Stand: 18.09.2011)

Gabler Wirtschaftslexikon, URL: http://wirtschaftslexikon.gabler.de/Definition/economies-of-scale.html, (Stand: 03.08.2011)

Hamburgische Krankenhausgesellschaft, URL: http://www.hkgev.de/mitteilungsanzeige/items/599.html, (Stand: 12.09.2011)

Personalwissen, URL: http://www.personal-wissen.de/mitarbeiterfuhrung/, (Stand: 04.08.2011)

Universität Mainz, URL: http://www.unimedizin-mainz.de/medizinische-psychologie/das-fach/medizinische-soziologie.html, (Stand: 03.12.2011)

Wordpress, URL: http://wurzelspitze.wordpress.com/2010/03/20/veraenderung-als-chance-die-zukunft-im-gesundheitswesen/, (Stand: 03.08.2011)

WHO, (1946), Constitution of the World Health Organization, New York, URL: http://www.searo.who.int/LinkFiles/About_SEARO_const.pdf, (Stand: 07.02.2011)

Wikipedia, URL: http://de.wikipedia.org/wiki/Enteroh%C3%A4morrhagische_Escherichia_coli, (Stand: 22.02.2012)

II Zum Autor

Fabian RENGER, geboren 1979; M.A. in Management / International Business; Studium der Betriebswirtschaftslehre in Bamberg, Leipzig, Aalen, Seminarstudium in St. Gallen; seit 2009 Leiter der Controlling-Abteilung im MVZ Ärztepartnerschaft Dr. Renger, Dr. Becker in Heidenheim.

Forschungsschwerpunkte: Controlling in Medizinischen Versorgungszentren, Typologieentwicklung, Human Resources Solutions

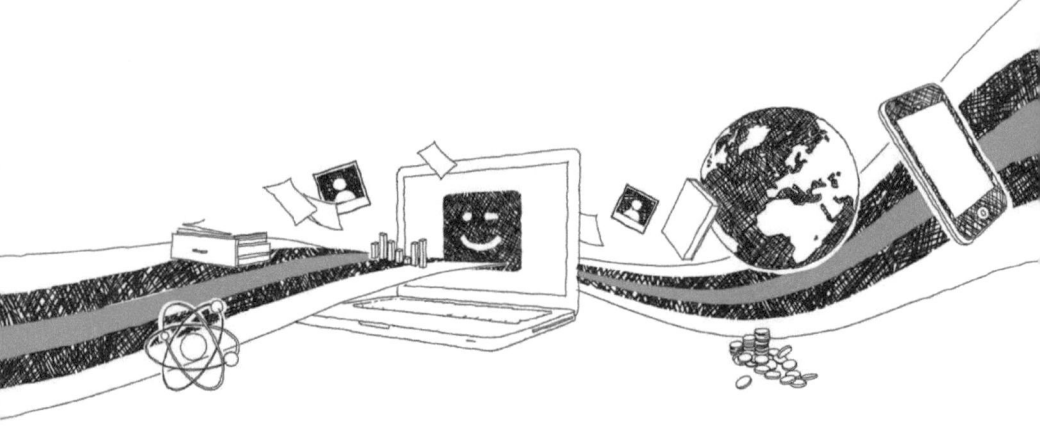
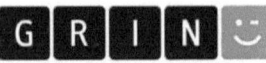